NOTE

SUR

LES TUMEURS DITES PERLÉES

Par M. POINCARÉ.

———

Au mois de septembre 1861, un de nos compatriotes
sauta brusquement de l'impériale d'une diligence. Dans
ce mouvement, il y eut froissement de l'un des testi-
cules entre les cuisses. Il éprouva immédiatement une
douleur assez vive, mais qui ne fut que momentanée.
Aussi n'y prêta-t-il pas d'abord grande attention.
Cependant le volume du testicule gauche s'est accru
depuis assez rapidement pour atteindre, dès la fin de
janvier 1862, celui d'une tête fœtale à terme. Ce déve-
loppement s'est produit presque sans douleurs appréciables. Des tiraillements dans les reins, un sentiment
de pesanteur furent les seules sensations accusées par le
malade. La tumeur était ovoïde, lisse offrant l'aspect
d'un hydrocèle tout en ne donnant qu'une fluctuation
douteuse. Deux ponctions exploratrices étant venues
démontrer sa nature solide, et plusieurs mois de traite-
ment ayant convaincu les médecins traitants de l'im-
puissance des moyens médicamenteux, l'ablation de la
partie malade fut décidée. Cette opération fut pratiquée

le 21 août 1862 par M. Nélaton. Elle ne mérite aucune description particulière, vu qu'elle consista en une castration ordinaire. Le testicule seul était altéré. La tunique vaginale était dans l'intégrité la plus parfaite et ne renfermait point de sérosité.

Après l'opération, la tumeur fut coupée en deux moitiés égales. Lors de l'incision, il s'écoula une faible quantité d'un liquide citrin, d'une provenance facile à déterminer. Car on constata que par le fait, on avait ouvert plusieurs petits kystes du volume d'un pois. A l'extrémité supérieure de la tumeur se trouvait un kyste de forme irrégulière et de beaucoup plus volumineux que les autres. A sa paroi interne étaient appendues, par de très-courts pédicules, de petites sphères du volume d'un grain de millet, et brillantes comme de petites perles.

Outre ces kystes, on apercevait à l'œil nu quatre noyaux volumineux ayant tout à fait les caractères physiques de forts noyaux apoplectiques. Cependant en les examinant de près, M. Nélaton déclara ne pas les considérer comme des foyers hémorrhagiques et il annonça que la présence de ce tissu lui faisait craindre une récidive.

Les deux sortes d'éléments précédents, kystes et masses apoplectiformes étaient englobés dans du tissu fibro-cellulaire taché de graisse et se montrant en outre parsemé de corps perlés identiques à ceux indiqués plus haut.

A la suite de cette autopsie, M. Nélaton désigna l'ensemble de la tumeur par les mots *tumeur perlée*.

M'étant absenté immédiatement après l'opération, je laissai la tumeur pendant quatre jours dans de l'eau

fortement acidulée par l'acide acétique. Sous l'influence
de cette macération les noyaux apoplectiformes acquirent
une teinte brune des plus foncées. L'aspect fibroïde
disparut complétement. A la section de l'un d'eux, je
trouvai une espèce de cavité centrale mal limitée et
remplie d'un liquide noir.

Le stroma fibreux, de son côté, avait pris l'aspect d'une
gelée demi-transparente sur laquelle tranchaient davan-
tage les perles qui étaient devenues d'un blanc opaque.

Voilà pour les faits appréciables à l'œil nu, avant et
après la macération. Voyons maintenant ce qu'indiqua
le microscope.

La gelée qui servait d'atmosphère aux diverses parties
constitutives de la tumeur, m'a offert les caractères
histologiques du tissu cellulaire naissant ; c'est-à-dire,
des faisceaux de fibres cellulaires dont les unes étaient
rectilignes, les autres onduleuses, avec une grande quantité de cellules plasmatiques et de cellules fusiformes.

Les perles étaient toutes trop opaques pour qu'on
pût juger de leur constitution intérieure par transpa-
rence. On ne pouvait que les rompre, examiner ensuite
à part les diverses parties qui s'en échappaient et les
lambeaux de la coque, multiplier les observations, et
arriver ensuite par la pensée à reconstituer l'ensemble
de chaque perle.

Toutes au moment de la rupture qui nécessitait toujours un certain effort de pression, laissaient échapper
ou même lançaient une sphère plus petite, plus opaque
encore et entraînant avec elle une gouttelette de liquide,
en sorte que les perles doivent être considérées comme

étant constituées par deux poches ou kystes emboîtés l'un dans l'autre et séparés par une petite quantité de liquide.

En isolant les fragments de la coque-mère, après la rupture, on reconnaissait qu'ils étaient formés par du tissu fibreux, c'est-à-dire, par du tissu connectif très-dense et très-riche en fibres ; ces fibres, par leur agencement, donnaient naissance à une paroi très-épaisse. Elles étaient disposées en plusieurs couches qui se dissociaient facilement, de sorte que les bords de la rupture offraient l'aspect d'un chevelu.

Dans le liquide, en dehors de la poche-fille encore intacte on trouvait des plaques de cellules rappelant tout à fait celles des épithéliums pavimenteux des muqueuses ; et n'ayant aucune analogie avec celles qui revêtent la face interne des tubes seminifères. Elles étaient ovoïdes, très-grandes, très-transparentes, mais à contours nettement accusés, avec un seul noyau et des granulations très-fines et peu nombreuses. Dans leur mode d'agencement, elles empiétaient les unes sur les autres en formant plusieurs couches. Lorsqu'après l'élimination du kyste intérieur, on prenait de nouveau la coque principale, on en faisait saillir encore une grande quantité de cellules identiques avec les précédentes. Enfin, plusieurs lambeaux de la coque montraient sur une de leurs faces un revêtement de ces mêmes cellules.

Après avoir dégagé des autres éléments plusieurs kystes contenus, j'ai reconnu, en les brisant, qu'eux aussi étaient formés par une paroi de nature fibreuse, mais moins épaisse que la première et beaucoup plus sombre, que la cavité circonscrite par cette paroi était remplie par un amas de cellules essentiellement distinctes de celles que j'ai précédemment décrites. Elles étaient beaucoup plus petites, irrégulières, remplies de granulations qui leur communiquaient une teinte plus foncée.

En récapitulant et en combinant ces différentes observations, j'ai cru pouvoir conclure que chacune des perles examinées par moi consistait en une poche fibreuse tapissée par un épithélium pavimenteux stratifié et circonscrivant une cavité renfermant un liquide dans lequel est plongée une vésicule plus petite, à paroi fibreuse aussi et remplie par des cellules de nature non épithéliale.

Il me reste à parler de la structure intime des noyaux apoplectiformes. Pour eux, il me serait impossible de fournir des données certaines, car il n'ont pas résisté, comme les perles, à l'action de la macération trop prolongée à laquelle les circonstances ont voulu que la tumeur fût soumise. Je n'ai pu, évidemment, les examiner qu'altérés, car la structure fibroïde qu'ils présentaient si manifestement à l'état naturel, avait complétement disparu. Quoi qu'il en soit, il faut noter qu'au milieu de la gélatine amorphe, résultant sans doute de la dissolution des fibres par l'acide acétique, aû milieu des éléments informes du détritus artificiel que j'avais sous les yeux, on rencontrait un grand nombre de cellules, qui, pour la plupart, étaient très-riches en granulations graisseuses; et tout bien considéré, malgré des assertions contraires émises par moi de vive voix antérieurement devant plusieurs de mes confrères, ces cellules auraient peut-être pu justifier la crainte de récidive manifestée par M. Nélaton. Car si l'on songe que les tumeurs dites cancéreuses se présentent avec des cellules excessivement variables, dont un des caractères principaux est la présence de noyaux graisseux, on est tenté de rapprocher les éléments dessinés ici du groupe cancéreux. C'est là l'opinion d'un homme qui malgré sa jeunesse est déjà à mes yeux une autorité en micrographie, M. Edmond Lallement, qui a vu mes dessins et qui vient de m'écrire à cet égard. Toutefois, je le répète, le tissu de ces noyaux était trop défiguré au moment où je les ai examinés pour que je puisse discuter leur nature avec certitude, et je reviens de suite à l'élément capital de la tumeur, à la perle qui par l'originalité de sa structure et par sa nouveauté (en tant que fait constaté) mérite toute l'attention des anatomo-pathologistes.

Je vais donc m'efforcer de faire l'historique des tumeurs perlées, en m'appuyant sur des documents qui m'ont été fournis pour la plupart par M. Lallement. Ses consciencieuses recherches bibliographiques vont singulièrement simplifier cette partie de ma tâche.

On ne trouve rien dans les auteurs anciens qui donne à penser que ce genre de dégénérescence ait été connu d'eux. Il faut remonter jusqu'aux œuvres de nos contemporains pour rencontrer des faits ayant quelque analogie avec celui qui nous occupe.

C'est dans l'*Atlas d'anatomie pathologique* de M. Cruveilhier que se trouve signalé pour la première fois le tissu à forme perlée.

Un jeune homme de 27 ans, jouissant d'une bonne constitution, vit tout à coup sans cause connue, son testicule gauche se tuméfier et devenir douloureux. L'organe ayant acquis peu à peu un volume suffisant pour occasionner de la gêne, on en pratiqua l'extirpation. Une coupe de la tumeur montra à l'œil nu une trame aréolaire, ou mieux un nombre prodigieux de kystes à parois fibreuses contenant des matières de diverses natures. La plus remarquable était une substance perlée, cohérente sans adhérence avec les cellules qui la contenaient s'énucléant avec la plus grande facilité et représentant alors de petites perles de la plus belle eau. D'autres kystes tenaient de la sérosité, d'autres de la substance d'apparence cartilagineuse. Un très-grand nombre étaient remplies par une matière puriforme, concrète, tenant le milieu entre le pus et la matière tuberculeuse. La substance propre du testicule n'avait pas participé à l'altération. Elle était refoulée et atrophiée. L'extirpation fut suivie d'une guérison rapide. Mais six mois après l'opération, le sujet mourut d'un encéphaloïde vertébral.

C'est à propos de cette observation que M. Cruveilhier a créé le mot de tumeur perlée, désignation qui a été depuis généralement adoptée en France; mais il ne vit pas là un tissu particulier, et malgré la constitution complexe de la tumeur observée par lui, il n'hésita pas à la ranger parmi les maladies cancéreuses, sous le titre de cancer alvéolaire avec matière perlée. A coup sûr, cette interprétation ne saurait être justifiée par sa description, elle ne peut l'être que par l'apparition consécutive de l'encéphaloïde vertébral auquel succomba le malade. Dans le même ouvrage, on trouve le dessin d'une dégénérescence à forme perlée, ayant envahi une grande partie de la base du cerveau. En comparant cette planche avec celle qui est relative au testicule, on ne trouve pour les corps perlés aucune différence ni comme volume, ni comme coloration , ni comme aspect général. Les détails microscopiques manquent complétement dans l'une et l'autre observation; il y eut cependant progrès pour la seconde. M. Barruel, soumit à l'analyse chimique les corps perlés de la base du cerveau. Il les trouva formés presque exclusivement par de la cholestérine.

Quoique plus complète sous ce rapport, cette observation est restée à peu près inaperçue et n'a pas été mentionnée par les auteurs qui se sont occupés de la question depuis. Il n'en fut pas de même de la première, elle attira l'attention de M. Vidal de Cassis, qui, à l'article cancer, de son traité classique de pathologie externe, a même reproduit la figure donnée par M. Cruveilhier.

En 1856, M. Robin fit paraitre sur le même sujet dans les archives générales de médecine un mémoire où l'analyse microscopique tint une bonne place et dont j'extrais les phrases suivantes.

„ Il n'est pas rare de trouver la surface des sarcocèles „ principalement cystiques parsemées de petits grains „ d'un blanc de perle qui s'aperçoivent par transpa- „ rence au travers de l'enveloppe fibreuse. Dans ces „ cas là, on trouve un nombre plus ou moins considé- „ rable de grains durs arrondis bien limités , parsemés „ dans toute l'épaisseur de la tumeur. Leur volume varie

» depuis celui d'une petite tête d'épingle jusqu'à celui
» d'un pois et plus. Ils sont d'un blanc de perle, durs
» quand ils sont petits, susceptibles d'être écrasés lors-
» qu'ils sont gros. Ils sont entièrement formés de *cellules*
» *épithéliales minces* aplaties ou comme arrondies ,
» telles que celles de certaines tannes, elles sont trans-
» parentes, non granuleuses, juxtaposées d'une manière
» immédiate et imbriquées, ligne de juxtaposition très-
» prononcée. La plupart des cellules qui forment ces
» grains d'aspect perlé sont dépourvues de noyaux, pour-
» tant celles qui en forment la surface en renferment
» ordinairement. Il est de ces masses épithéliales qui
» atteignent un volume considérable, celui d'une noix,
» par exemple ; elles sont alors véritablement en kystes, et
» leur contenu plus grisâtre qu'à l'ordinaire est friable,
» mélangé de cristaux de cholestérine.

Comme on le voit, l'opinion de M. Robin, qui, d'après
ses termes, paraît basée sur plusieurs observations,
s'écarte peu de celle de M. Cruveilhier. Il substitua
seulement le tissu épithélial au tissu cancéreux proprement dit.

L'année suivante, M. Gosselin en traduisant le traité de
Curling sur les maladies du testicule, vint apprendre qu'en
Angleterre, on donnait une toute autre interprétation
aux tumeurs perlées. Curling rapporte les éléments
perlés non plus au sarcocèle, mais à la maladie kystique
du testicule et les regarde comme étant constitués par de
l'enchondrome ou tissu cartilagineux. On trouve, dit-il,
souvent mêlées aux kystes de petites masses d'enchondrome qui apparaissent comme des corps perlés sur la
coupe de la tumeur.

Cruveilhier avait trouvé son vulgarisateur classique dans Vidal de Cassis. Curling trouva le sien dans M. Nélaton ou plutôt dans M. Jamain, auquel on doit attribuer la rédaction des derniers volumes de cet ouvrage si bien commencé. Dans ce dernier il n'est plus question des tumeurs perlées à l'article sarcocèle. Mais toutes les attestations du chirugien anglais se trouvent reproduites à propos des kystes du tubercule. Si on fait abstraction de l'idée d'enchondrome, on peut dire que, pour le classement, Curling et Jamain avaient été devancés depuis longtemps par M. Trélat, qui, en 1854, avait écrit dans les Archives un article ayant pour but de démontrer que le fait de M. Cruveilhier était une maladie kystique du testicule et non un sarcocèle.

Pendant que l'opinion anglaise était en train de faire fortune en France, l'opinion d'origine française trouvait des défenseurs en Allemagne. Dans une leçon professée en avril 1858, M. le professeur Virchow faisait rentrer les tumeurs perlées dans le groupe des néoplasies par proliférations des épithéliums. Les épithéliomas résultent, en effet, d'une formation de cellules épithéliales normales, mais le plus souvent avec aberration de lieu et toujours avec exagération de production. Virchow établit cependant au point de vue du pronostic, une notable distinction entre les épithéliomas perlés et les épithéliomas ordinaires. Selon lui les premiers ne récidiveraient jamais, et ils le devraient à ce que les cellules qui les composent seraient peu imprégnées de liquides et le plus souvent tout à fait sèches. Ce n'est là qu'une application d'une loi générale qu'il a posée, savoir : que le plus ou moins de malignité des tumeurs dépend de leur liquide d'imbibition et non de leurs éléments solides. Tels sont les renseignements qu'il m'a été permis de recueillir sur ce sujet spécial. Ils sont malheureusement très-insuffisants. Un instant j'avais espéré trouver des matériaux précieux dans le magnifique atlas d'anatomie pathologique de M. Lebert, œuvre qui est destinée à laisser bien loin derrière elle son aînée mise au jour par M. Cruveilhier. Mais ce monument si riche sous tous les rapports, ne m'a offert qu'une simple mention des tumeurs perlées.

Mais quelque incomplètes que soient ces données, il y a cependant lieu de chercher à les commenter. Car nous commençons fort heureusement à sortir de cette époque de *statu quo* où l'on ne voulait absolument que des faits bruts sans aucune interprétation. Un fait n'a de valeur que d'autant qu'on lui donne sa signification. On l'a compris, et aujourd'hui les hypothèses elles-mêmes ne sont plus aussi proscrites qu'il y a quelques années. Discuter les faits, en tirer d'abord toutes les déductions indiquées par la logique et qui sont par cela même impérissables, puis agrandir l'horizon pour l'avenir par des hypothèses qu'on se tient prêt à abandonner quand des faits nouveaux viendront les condamner. Voilà, à mes yeux, le seul moyen de se tenir sûrement dans la voie du progrès.

Cette pensée justifiera, j'espère, les quelques réflexions qui vont suivre.

Ce qui semble ressortir de plus clair de l'analyse bibliographique, c'est que la forme perlée n'est pas liée à la nature de la substance qui la présente, puisqu'elle peut appartenir tantôt au cancer, tantôt à l'épithélioma, tantôt à l'enchondrome, tantôt même à un simple amas de cholestérine. Evidemment c'est une forme et non un tissu particulier. Il est vrai que la nature cancéreuse proprement dite n'a été admise que par M. Cruveilhier, après une simple inspection à l'œil nu. Mais rejetterait-on cette opinion, sous prétexte de l'insuffisance des moyens d'investigations, qu'il n'en serait pas moins acquis aujourd'hui que les perles peuvent être constituées par des cellules épithéliales ou par du tissu cartilagineux. Car on ne saurait mettre en doute la valeur des examens microscopiques exécutés par MM. Robin et Virchow. D'un autre côté, Curling ne s'est prononcé pour le cartilage qu'après les explorations les plus complètes et il ne saurait y avoir le moindre équivoque entre le tissu cartilagineux et le tissu épithélial, même pour le micrographe le plus novice. Il est aussi incontestable que les perles peuvent être formées par de la cholestérine. L'analyse chimique pratiquée par M. Barruel sur les perles de la base du cerveau est là pour l'attester. Entre les mains de M. Robin, le microscope a décélé plusieurs fois la présence de cristaux de cholestérine, au milieu des cellules épithéliales. Enfin, je sais que Muller dans un ouvrage que je n'ai pu me procurer, désigne les tumeurs perlées sous le titre de *Choléastome*, ce qui donne à supposer qu'il a rencontré de la cholestérine dans toutes les tumeurs qu'il a observées. Ce n'était pas le fait de notre tumeur. Je n'ai pu en extraire la moindre parcelle de cholestérine.

Je suis tenté d'admettre encore un quatrième genre de constitution pour les corps perlés. Il est un groupe de tissus pathologiques appelés amyloïdes à Berlin, et lardacés à Vienne. Ces néoplasies ont pour caractère de prendre une teinte violette lorsqu'on les soumet simultanément à l'action de l'eau iodée et de l'acide sulfurique. Forcé de procéder par tâtonnement, j'ai eu recours à tous les moyens d'investigations possibles. J'ai cherché, entr'autres, à obtenir la réaction précédente sur mes perles. La teinte caractéristique ne se manifesta d'abord pas, je me crus même assez sûr de ce résultat négatif pour l'annoncer de vive voix à l'un des membres de cette Société. Mais depuis je me suis aperçu que lorsque je rompais la perle de manière à permettre au réactif de pénétrer dans le globule intérieur, le contenu de ce dernier prenait la coloration cherchée.

Non-seulement les perles ne sont pas toujours de même nature et de même composition chimique ; mais leur conformation générale parait aussi pouvoir varier. Car nulle part je ne vois signalé cet emboîtement de deux poches l'une dans l'autre, fait qui était des plus saillants dans la tumeur qui a provoqué cette note. M. Robin ne mentionne que des cellules groupées par masses globuleuses, tandis que j'ai rencontré toujours deux poches concentriques, à parois fibreuses très-épaisses, contenant chacune des cellules différentes. Ma description n'a qu'un point commun avec celle de M. Robin, ce sont les caractères de la poche-mère. J'ai retrouvé, en effet, à la face interne de la première enveloppe, ces cellules sans noyaux, sans granulations que M. Robin donne comme formant toute la masse.

Tous les auteurs s'accordent à regarder les perles comme prenant naissance dans les tubes, soit de l'épiderme, soit du testicule. Pour Curling la paroi interne

de ces tubes devient cartilagineuse par places, absolument comme une artère s'ossifie. Pour M. Robin l'épithélium de ces canaux se multiplie à l'infini en certains
points. Dans l'un et l'autre cas, ces points malades se
dilatent peu à peu et finissent sans doute par s'isoler
soit par rupture, soit par resorption des parties inter-
médiaires. Ce qui semble, en effet, démontrer la réalité
de ce siége et de ce mode de formation, c'est qu'on
a trouvé quelquefois des masses perlées allongées
flexueuses reproduisant tout à fait des tubes testiculaires
considérablement grossis. Je n'ai aucune raison pour
contester ce siége et cette origine aux perles du testicule; mais je ne puis voir dans cette condition la cause
spéciale de la forme perlée. Autrement dit ce n'est pas
la forme tubuleuse qui engendre elle-même la forme
perlée, car jusqu'ici on n'a jamais rencontré ces tumeurs
dans les reins qui ont cependant une disposition tubuleuse plus complète que celle du testicule et qui sont en
outre le siége d'un grand nombre de dégénérescences.
D'autre part la deuxième observation de M. Cruveilhier
prouve qu'elles peuvent se développer dans la pie-mère
où l'élément tubuleux manque complétement. L'agglomé-
ration en sphère du tissu morbide doit donc avoir sa
raison d'être dans une circonstance plus générale. Et
qu'il me soit permis ici, après avoir tiré des faits énon-
cés toutes les déductions logiques, d'avancer une hypo-
thèse que je ne donne du reste que comme un ballon
d'essai, probablement très-compromis.

Jusqu'à présent on a rencontré les tumeurs perlées
dans le testicule, dans l'encéphale, dans la peau, à la
surface de quelques muqueuses et à la face externe des

séreuses. Or, il est à remarquer que dans cette énumé-
ration, il ne se trouve que des organes soumis à des frôle-
ments incessants à des frottements intermittents, à des im-
pulsions fréquentes. Le testicule est, dans tous les mouvements du corps et particulièrement dans la marche, sans
cesse frôlé entre les membres abdominaux. Le frottement
est la conséquence naturelle du fonctionnement des séreuses. Les rapports avec le monde extérieur placent souvent
la peau dans les mêmes conditions mécaniques. Enfin, les
mouvements du cerveau ne sont pas, quoi qu'en disent la
plupart des traités classiques de physiologie , complète-
ment annulés par le fait de l'intégrité de la boîte crâ-
nienne. Car ainsi qu'on peut arriver à le démontrer
mathématiquement, la voûte du crâne qui s'oppose au
mouvement vertical, réfléchit l'impulsion sous forme
d'un glissement s'opérant d'arrière en avant, mouvement qui a pour résultat seulement de changer un peu
les rapports du contenu et du contenant et qui ne né-
cessite pas le moins du monde l'existence d'un espace
vide dans la cavité encéphalique. En voyant cette circonstance de mouvements réitérés se rencontrer pour
tous les siéges possibles des tumeurs perlées, je me
demande si cette condition mécanique n'est pas pour
quelque chose dans la forme histologique. Ces pressions,
souvent renouvelées, peuvent fort bien tasser, piluler
pour ainsi dire, la matière hétérologue, au fur et à
mesure de sa production. Il est vrai que le résultat particulier est exceptionnel , tandis que la condition mécanique est constante. Mais en biologie, les phénomènes
sont toujours si complexes que des médecins doivent
être habitués à voir les mêmes causes ne pas engendrer

toujours les mêmes effets. Du reste, je le répète, je n'é-
mets cette opinion que pour ne pas garder un silence
complet sur cette question théorique , car quoi qu'on en
dise, le silence tue le progrès, et les suppositions ne sont
dangereuses que d'autant qu'on se laisse dominer par
elles.

La mort, qui est venue frapper si rapidement l'opéré
de M. Nélaton et les circonstances qui ont accompagné
cette fin si malheureuse, me suggèrent une dernière ré-
flexion qui, à ma connaissance, s'est présentée à l'esprit
de plusieurs observateurs et qui cependant n'est mentionnée dans aucun écrit, probablement parce qu'elle se
trouverait trop en contradiction avec les idées que l'on
professe en France sur les diathèses. Dans les sciences,
il est de ces principes que l'on se décide difficilement à
heurter de front. Pour la plupart des cliniciens le cancer
et le tubercule sont complétement indépendants et sont
des manifestations anatomiques de deux diathèses qui
n'ont de commun que leur terminaison fatale et l'ané-
mie qu'elles déterminent auparavant. A leurs yeux, chacune de ces prédispositions tend toujours à reproduire
partout le mode de dégénérescence qui la caractérise.
Le tubercule des os est suivi du tubercule pulmonaire.
Le cancer enlevé par le bistouri récidive dans un autre
point toujours sous forme de cancer. Les choses se
passent, en effet, si souvent ainsi, que l'on conçoit qu'on
ait fait de cette marche une règle générale. Cependant,
notre opéré qui n'avait absolument rien de tuberculeux
dans le testicule, a succombé avec des signes non équi-
voques de tuberculisation pulmonaire, ces signes man-
quaient complétement lors de l'opération et l'on ne

saurait douter qu'il y a eu là une véritable substitution morbide. D'ailleurs combien de sarcocèles francs n'ont-ils pas conduit au même résultat. Pour mon compte, je connais déjà plusieurs faits de ce genre. Le cancer et le tubercule ont donc entr'eux certains liens de parenté qui nous échappent et qui leur permettent de se substituer l'un à l'autre. Ils traduisent peut-être tous deux un seul et même vice de l'économie qui serait plus général encore que ne le supposent les idées classiques.

Nancy, imprimerie de v^e Raybois, rue du faub. Stanislas, 3.